ÉTUDES CLINIQUES

Chirurgie veineuse

Pseudarthrose ancienne et Suture osseuse

Abcès intra-cérébral otitique et trépanation

PAR

LE DR H. DURET

EX-CHIRURGIEN DES HÔPITAUX DE PARIS
PROFESSEUR DE CLINIQUE CHIRURGICALE
MEMBRE CORRESPONDANT DE L'ACADÉMIE DE MÉDECINE

LILLE
IMPRIMERIE H. MOREL, RUE NATIONALE, 77
1907

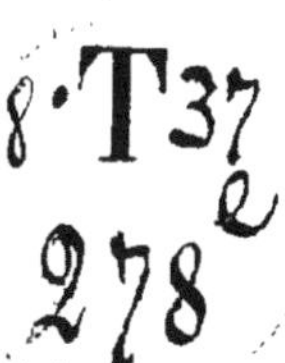

ÉTUDES CLINIQUES

Chirurgie veineuse

Pseudarthrose ancienne et Suture osseuse

Abcès intra-cérébral otitique et trépanation

PAR

LE DR H. DURET

Ex-Chirurgien des Hôpitaux de Paris
Professeur de Clinique Chirurgicale
Membre Correspondant de l'Académie de Médecine

LILLE
Imprimerie H. Morel, rue Nationale, 77
1907

I

PHLÉBITES INFECTIEUSES DE LA FIÈVRE TYPHOÏDE
LIGATURES DE LA VEINE ILIO-FÉMORALE. — GUÉRISON

II

PLAIE ACCIDENTELLE DE LA VEINE SPLÉNIQUE

———

I

La ligature des veines, dans les *thrombo-phlébites infectieuses*, est un chapitre de la pathologie chirurgicale encore trop peu exploré, pour qu'on néglige d'y apporter une contribution utile.

J'ai eu l'occasion d'intervenir dans deux cas de cette nature.

OBSERVATION I

La première fois, il s'agissait d'une femme d'une cinquantaine d'années, dont la *fièvre typhoïde* d'une moyenne gravité, s'était compliquée, vers la cinquième semaine, d'une thrombo-phlébite de la veine ilio-fémorale avec fièvre, frissons répétés, etc.; il existait une phlegmatia du membre inférieur ; on l'avait transportée du service de médecine pour une intervention.

Je fis, dans toute la hauteur du triangle de Scarpa, une longue incision sur la *veine fémorale*, et je trouvai celle-ci remplie de caillots blanchâtres, infiltrés de pus. Après évacuation des caillots, curettage et cautérisation au chlorure de zinc, je prati-

quai une *double ligature,* une au-dessous de l'arcade de Fallope,
et l'autre à la partie moyenne de la cuisse. La plaie fut laissée
ouverte pour la désinfection. Par le traitement la fièvre tomba
momentanément ; mais, au bout de huit jours, la malade
succomba aux progrès de la septicémie. L'intervention avait
été trop tardive.

Le second fait est plus intéressant, car l'opération a été
suivie d'un remarquable *succès.*

OBSERVATION II

Je fus appelé, au commencement de février 1904, près d'un
homme jeune encore (32 ans), marié, en pleine évolution de
fièvre typhoïde, nettement caractérisée par la stupeur, le délire,
le ballonnement du ventre, le gargouillement, les taches lenti-
culaires, la diarrhée fétide, etc. La fièvre était continue, la
température ne dépassant guère 39° à 39°5.

On essaya, cependant, à un moment où elle avait augmenté,
de quelques bains froids ; une congestion pulmonaire avec noyaux
de broncho-pneumonie étant survenue, on les suspendit, et on
se contenta d'un traitement symptomatique, selon les règles
ordinaires.

Cependant, à cette époque déjà, deux troubles pathologiques
donnaient à cette fièvre typhoïde une *allure particulière :* il y
avait un peu d'ictère, et le foie était gros et sensible ; les urines
couleur acajou et uratiques. Nous considérâmes qu'il s'agissait
d'une fièvre typhoïde *à forme bilioso-hépatique.*

La défervescence se fit au début de la quatrième semaine ; le
ballonnement du ventre, la diarrhée, et l'agitation disparurent ;
et, le malade parut entrer en convalescence. On commença à
l'alimenter légèrement, et sans incidents pendant quelques
jours.

Au milieu de la cinquième semaine, la fièvre revint, avec de
l'agitation, du délire, un état suburral, des frissons, etc..., et
nous pensâmes d'abord à *une rechute* de la fièvre typhoïde. On
était au 6 mars.

Les jours qui suivirent, les allures s'accentuèrent : frissons,

violents, irréguliers, avec claquement des dents, sueurs abon-
dantes, délire, etc.; la température s'élevant à 40° et au-dessus.
La crise durait une heure ou deux ; puis, le thermomètre
s'abaissait.

Comme le facies, le ballonnement de ventre, la diarrhée, et
tous les symptômes abdominaux n'étaient pas en rapport avec
cet état inquiétant, nous éloignâmes l'*idée de rechute,* d'autant
que les crises de frissons étaient irrégulières, absentes certains
jours ; nous crûmes à des *accès pernicieux d'origine paludéenne*
(à une fièvre rémittente paludéenne typhoïde), forme bien
étudiée par les médecins algériens et coloniaux (Kelsh et Kiener),
mais observée aussi sur le continent européen.

Quelques jours après, le malade se plaignit de crises douloureuses dans le mollet et dans la cuisse du *côté gauche*. Il semblait y avoir, dans toute l'étendue du membre, de la sensibilité,
une tuméfaction douloureuse, de la vascularisation fluxionnaire,
mais *sans œdème réellement appréciable*, sauf, peut-être, autour
des malléoles, et encore très légèrement. — Nous remarquions,
également, que le triangle de Scarpa offrait une certaine tuméfaction et avait quelques ganglions engorgés. Nous pensâmes,
naturellement, à un adéno-phlegmon secondaire, en voie de
formation. Application d'un sac de glace sur la région.

Deux jours après, nous fûmes rappelé (car, le malade était au
loin, et nous ne pouvions le suivre journellement). Des frissons
plus violents encore, accompagnés de sueurs profuses, de délire
intensif, d'élévation thermique, atteignant 40°5, étaient survenus,
et rendaient la situation très menaçante.

A notre arrivée, dans la nuit, nous trouvâmes le triangle de
Scarpa plus rempli, les saillies ganglionnaires plus tuméfiées,
quoique distinctes, et au-dessous, nous crûmes percevoir un
cylindre allongé, qui correspondait à la *veine fémorale,* dans sa
traversée du triangle, jusque près de l'arcade de Fallope. De plus,
nous constatâmes un souffle systolique, indice d'une poussée
d'endocardite.

Le diagnostic fut : *phlébite infectieuse secondaire,* probablement
en voie de suppuration…, etc. ; nous proposâmes une intervention.

Celle-ci eut lieu le lendemain matin, 14 mars.

Après une chloroformisation, qui fût assez difficultueuse, vu l'état de délire et d'agitation intense du malade, nous fîmes une très longue incision (environ 23 à 25 cent.), portant moitié sur la paroi abdominale, moitié sur la cuisse, dans la direction de la *veine ilio-fémorale*.

Les tissus étaient tuméfiés, vascularisés, plutôt qu'œdématiés ; et, il existait de nombreux ganglions lymphatiques hypertrophiés, dont nous dûmes extraire quelques-uns, pour aborder la veine.

Après incision du fascia cribriformis et des feuillets aponévrotiques superficiels, nous tombâmes dans l'entonnoir fémorolivasculaire, dont les tissus étaient *indurés et infiltrés*. La *gaîne* des vaisseaux était épaissie, distendue ; et, lorsqu'elle fût incisée, il s'écoula avec abondance une *sérosité roussâtre, un peu trouble*. C'était la preuve d'une *périphlébite*, qui, d'ailleurs, apparaissait aussi dans les parois blanchâtres, indurées, de la *veine*.

C'est avec la plus grande précaution, que, péniblement, nous la séparâmes de l'artère, à la partie inférieure du triangle de Scarpe ; et là, nous plaçâmes *deux ligatures à la soie*, à deux centimètres de distance.

La *veine* semblait aussi distendue, bosselée, par quelques caillots mous, diffluents.

En remontant le long du cylindre qu'elle représentait, nous la dénudâmes de sa gaîne, incisée selon l'axe, jusqu'au-dessous de *l'arcade de Fallope*.

Celle-ci même fût incisée, à petits coups, sur le trajet de la veine, de manière à remonter à quatre centimètres au-dessus, et à placer *deux autres ligatures à la soie*, sur un point, où la veine, *devenue iliaque*, nous paraissait libre, dépourvue de caillots.

Dans toute cette étendue, qu'on peut évaluer à 14 ou 15 centimètres, la gaîne vasculaire laissa sourdre cette même *sérosité trouble*.

Nous ne jugeâmes pas opportun d'*ouvrir* la paroi veineuse et d'évacuer les *caillots* : nous redoutions un afflux de sang par les veines profondes, en raison du peu de consistance du *thrombus*.

D'autre part, la dénudation avait été fort *laborieuse ;* car, nous travaillions dans un puits profond, à cause de la turgescence des tissus.

La plaie opératoire fut laissée *béante ;* car, nous nous proposions de désinfecter soigneusement la *gaine* et la *veine elle-même.*

Nous avions mis seulement deux sutures profondes au crin de Florence, en haut et en bas de l'incision. Pansement humide.

Des *pulvérisations phéniquées* à 1 %, furent faites, à l'aide d'un pulvérisateur à vapeur, toutes les deux ou trois heures du jour, et pendant la nuit.

Dans l'intervalle, pansements humides au sublimé au 2 °°/₀₀. A chaque pansement, on abstergeait la plaie profonde, et on la saupoudrait d'iodoforme.

Sous l'influence de ce traitement énergique, les frissons s'atténuèrent et disparurent, la fièvre tomba : il y eut cessation de l'agitation et du délire, et la température descendit au-dessous de 38 %.

Mais, *après une dizaine de jours,* la plaie étant bien détergée et commençant à granuler, on jugea bon, *en notre absence,* de suspendre la pulvérisation.

Aussi, vers le 24 mars, les frissons revinrent d'abord petits, irréguliers, puis, plus violents ; et la température s'éleva jusque 39°5.

Je fus rappelé, et, je n'eus pas de peine à me rendre compte de la cause de cette rechute; les tissus étaient blafards, pultacés. On avait oublié, qu'outre la plaie extérieure, il y avait une *cause d'infection,* dans le segment de la veine séparé par les ligatures et contenant des caillots.

Je fis reprendre les pulvérisations avec énergie ; et, trois jours après, tout était rentré dans l'ordre. Mais, on les continua longtemps encore.

La guérison de cette vaste plaie se fit sans incidents, et, demanda un mois.

La convalescence se fit avec facilité.

Il ne survint consécutivement aucun œdème du membre, aucune rétraction. Aujourd'hui, la marche se fait sans difficulté La guérison reste parfaite.

* *

Les interventions sur les veines infectées secondairement, dans la *fièvre typhoïde* ont été rares jusqu'à présent: car ni Robineau, ni Lejars n'en citent d'exemples.

Tous les cas qu'ils rapportent sont relatifs à des phlébites ou à des thromboses variqueuses, pour lesquelles on a fait la ligature et la résection des veines du membre inférieur.

Nous savons, cependant, depuis les remarquables recherches de Vaquez (1891), que les phlébites et thromboses ne sont pas ordinairement d'origine *cachectique* ou *marastique*, qu'elle ne sont pas uniquement le résultat d'un ralentissement, d'une altération du liquide sanguin, d'une inopéxie, etc. Mais, *qu'elles sont de nature infectieuse et microbienne*.

Les véritables agents pathogènes de ces infections vasculaires secondaires sont des *microbes divers* (rarement le bacille d'Eberth, mais le plus souvent des strectococques ou quelques microcoques), dont la *porte d'entrée* est dans la bouche, les amygdales des typhiques, ou dans leurs ulcérations intestinales.

Ces *phlébites typhoïdiques*, qui, dans quelques cas, vont jusqu'à la suppuration, sont de même nature que les parotidites, les adéno-phlegmons, les pleuro-pneumonies, et les autres accidents infectieux secondaires de cette pyréxie.

Même lorsqu'il s'agit de simple *phlegmatia à marche lente*, avec formation de caillots oblitérants, on est encore en présence d'une *infection secondaire*, atténuée quelque peu si l'on veut, mais aussi d'origine microbienne.

Lorsqu'on procède à des recherches méthodiques et qu'on emploie les procédés utilisés par Vaquez (coloration de Weigert pour la fibrine, etc.), on trouve ces microbes en chaînettes, en ilots, en zooglées, entre le caillot oblitérateur et la paroi interne des veines, dépouillée par places de son *endothélium ;* ils sont rares, au contraire, au centre des caillots.

Il existe un autre mode de pénétration des agents microbiens, fréquent aussi dans la *fièvre typhoïde ;* ceux-ci, *apportés par les vasa-vasorum,* traversant les parois veineuses ou artérielles, et viennent proliférer *sous l'endothélium.* — On les trouve aussi en grand nombre dans les *gaines vasculaires,* accompagnant les vasa-vasorum, et disséminés dans la sérosité trouble, qui les entoure, comme dans un bouillon de culture.

On comprend ainsi, toute l'importance de la *périphlébite,* sur laquelle déjà Cruveilhier avait appelé l'attention, et qui, souvent PRÉCÈDE LA FORMATION DES THROMBUS. Cette périphlébite est d'autant plus accusée, que souvent elle est précédée ou accompagnée de *lymphangites* (gros troncs lymphitriques collatéraux des veines) très intenses, qui ont un retentissement rapide sur les filtres ganglionnaires.

L'*endophlébite* succède souvent à la *périphlébite ;* et, en somme, la coagulation, le thrombus, ne se produisent, que quand la *desquammation endothéliale* a eu le temps de se faire.

Ce sont là des NOTIONS PÁTHOLOGIQUES importantes pour guider le chirurgien, dans l'*opportunité* et le *genre d'intervention,* qu'il convient d'utiliser, *pour enrayer la propagation de l'infection.*

* *
*

Les *Phlébites* et *Phlegmatia* secondaires infectieuses de la *typhoïde* donnent une allure spéciale à l'évolution de cette maladie, et ont des caractères particuliers qu'il importe *de connaitre,* au moins sommairement, *pour agir* EN TEMPS OPPORTUN.

Précisément, dans les deux cas si soigneusement étudiés par Vaquez, et qui se terminèrent malheureusement par la mort, les *anomalies du processus typhique* furent en tout comparables à celles que nous avons observées.

Il s'agissait de typhiques arrivés à *la période de la défervescence*, au début de la convalescence ; et, c'est quand tous les grands symptômes étaient éteints, depuis un septennaire, qu'on vit réapparaître de la fièvre, des frissons, de l'agitation et du délire, de l'élévation de température : l'habile clinicien, que fût Potain, ne put s'empêcher de croire d'abord à une *rechute*, puis, en raison des frissons irréguliers, à une *fièvre palustre surajoutée*... jusqu'à ce que se manifestât une *phlegmatia caractéristique*, d'une telle gravité qu'en une dizaine de jours les malades succombèrent. — N'est-ce point là, fidèlement reproduite, l'*évolution symptomatique*, que nous avons observée dans nos cas ?

**
* **

Les *raisons d'intervenir* dans les phlébites *typhoïdiques*, sont empruntées aux considérations suivantes.

Souvent ces phlébites entraînent des *complications générales* ou *locales*, qui, par elles-mêmes, menacent l'existence.

Parmi les premières, nous trouvons : la *septico-pyohémie*, s'il s'agit d'une phlébite suppurée : les *infections à distance* par petites ou grosses *embolies*, telles l'*endocardite infectieuse*, la *mort subite* par arrêt du caillot au cœur, et les *embolies pulmonaires* caractérisées par de la suffocation, des hémoptysies, des râles, des noyaux de pneumonie, etc... Quelquefois, ces embolies procèdent par *poussées successives*, par *étapes*, entre lesquelles il est loisible d'intervenir.

Les *manifestations locales*, qui peuvent solliciter le concours du chirurgien consistent : en des symptômes d'*extension du caillot*, qui, né dans les veines du mollet, envahit successivement la veine saphène, la fémorale, l'iliaque, la veine cave... (On peut espérer d'arrêter son ascension *par une ligature*, mise à propos, au-dessus du thrombus, ou de prévenir *sa migration*), — en des *phlébites suppurées*, dont l'ouverture entre deux ligatures évacuera le contenu infectieux — en des *périphlébites*, sur lesquelles nous avons appelé l'attention — en des *phlegmons* ou *abcès périphlébitiques* localisées, ou disposés en chapelet le long des parois vaisseuses.

En résumé, dans le cours de la *fièvre typhoïde*, on peut se trouver en présence de *quatre modes* d'inflammations veineuses : 1° les *phlébites suppurées*, qui entraînent des accidents septico-pyohémiques généralisés ou localisés; 2° les *endophlébites* avec infections successives à distance; 3° les *thromboses de la phlegmatia*, avec œdèmes; 4° les diverses formes de *périphlébites*, suppurées ou non.

Que l'intervention chirurgicale puisse être efficace dans ces diverses formes de phlébites, nous en avons la preuve dans les heureux résultats obtenus par Kraussold (fracture de jambe, compliquée de lésions vasculaires graves, amputation); par Desmons (phlébite suppurée, suite de saignée); par Rigaud, Guern, Schwartz et Isch-Wall (phlébites variqueuses).

Cette dernière observation est surtout remarquable en ce que, par la ligature et la résection de la saphène interne, on mit fin manifestement, à des EMBOLIES PULMONAIRES SUCCESSIVES, qui menaçaient à bref délai les jours du malade.

Mais, nous n'avons trouvé dans les auteurs consultés, aucun exemple de PHLÉBITE TYPHOÏDIQUE, arrêtée dans son évolution, par résection de la veine ou tout autre acte chirurgical : c'est ce qui fait le prix de notre observation.

*
* *

Reste une dernière question : *à quelle intervention faut-il recourir ?*

A la ligature simple? — A la ligature avec résection d'un segment de la veine contaminée? — Ou à la ligature avec ouverture étendue et curage du canal veineux?

La *ligature simple* ou plutôt la *double ligature*, isolant le segment altéré de la veine, nous paraît le procédé de choix, dans les foyers de *périphlébite* limités : mais le cylindre veineux doit être suffisamment découvert, la gaîne et la plaie des parties molles restant béantes, pour permettre la désinfection énergique des foyers extra-veineux, et même à travers les parois, des ilots d'infection et des caillots intérieurs. C'est à cette méthode que nous avons dû notre succès.

La *ligature avec résection* du segment veineux intermédiaire entraîne l'ouverture des confluents veineux afférents, et en nécessite la ligature soigneuse : elle paraît applicable aux phlébites suppurées localisées, où souvent les parois veineuses sont ulcérées ou profondément altérées.

Enfin, la *ligature avec ouverture longitudinale* du segment intermédiaire et curettage du contenu peut être indiquée dans les *formes thrombosantes et marastiques*, plus ou moins infectées.

Le danger réside dans la béance des collatérales, qui s'accentue après l'ablation des caillots ; mais, dans les cas graves, où le segment veineux altéré est trop étendu et nécessiterait des dissections pénibles ou dangereuses pour l'ablation, et où cependant il faut agir rapidement, elle peut être utilisée. Elle sera suivie d'une désinfection soigneuse des parois, à la solution de chlorure de zinc.

En *résumé :* toutes les fois qu'on agira opératoirement dans les cas de THROMBO-PHLÉBITES INFECTIEUSES, *typhoïdiques ou autres*, il faudra avoir présent à l'esprit le triple but, indiqué par Lejars, dans son rapport : 1° Le *barrage* pour prévenir les embolies et les accidents cardio-pulmonaires, qui peuvent en être la conséquence (en particulier la mort subite); 2° *L'enrayement* de la transmission des produits infectieux par la voie veineuse (métastases, infection générale pyohémique) ; 3° La *désinfection locale* du foyer phlébitique original.

La ligature haut située (veine iliaque ou veine fémorale) n'entraîne pas fatalement les lésions sphacéliques et les troubles de la circulation (œdèmes, etc.), redoutés par les anciens auteurs : les expérimentations, les injections cadavériques montrent, que les anastomoses des collatérales sont larges, nombreuses et très suffisantes.

II

Plaie accidentelle de la veine splénique. — Guérison

Un officier de cavalerie, dans une course à cheval, est projeté fortement sur le sol. La chute, violente, se fait à plat, sur l'abdomen.

Il reste d'abord sans connaissance, pâle, couvert d'une sueur froide ; puis, il revient peu à peu à lui, et essaye quelques pas ; mais, il est pris d'une série de syncopes, de lipothymies, et il semble que la vie soit près de s'éteindre. On le transporte chez lui, où le même état se prolonge une partie de l'après-midi.

On me télégraphie, et j'arrive près de lui, le trouvant anhélant, faible, très pâle: le pouls est absent, les extrémités sont froides. De quelques paroles entrecoupées, je puis tirer l'indication qu'il souffre particulièrement dans le *creux épigastrique*, qui est bombé et sonore. Il est évident qu'il existe une abondante *hémorrhagie interne*, dans l'abdomen.

D'accord avec le médecin traitant, le Dr Planque, d'Arras, et nos collègues, les chirurgiens militaires, nous décidâmes de faire une *laparotomie*, pour aller à la recherche de la source de l'hémorrhagie.

Une incision *médiane* est faite dans la *région sous-ombilicale*, contournant l'ombilic, au bas.

Il s'écoule de l'abdomen des flots abondants d'un sang noir, liquide, que nous abstergeons avec des compresses stérilisées. On peut évaluer à un litre et demi la quantité de sang extraite.

Nous acquérons bientôt la certitude qu'il vient, d'entre la face supérieure de l'estomac et le diaphragme. L'estomac paraît d'ailleurs abaissé, et, en le réclinant, le plus possible, nous constatons *une large déchirure de l'épiploon gastro-hépatique*. On pénètre par cette déchirure, très largement, dans l'arrière *cavité des épiploons*. De là, s'échappent des tourbillons volumineux d'un sang très noir. Il est évident qu'un très gros vaisseau est déchiré, probablement *une grosse veine*.

Nous abstergeons rapidement le sang, voulant aller à la recherche du vaisseau blessé.

Mais l'abondance de l'écoulement sanguin est telle, que cela nous est impossible; le blessé semble sur le point de trépasser, et il est imprudent de continuer des recherches, dans un foyer très profond, et n'ayant d'autre éclairage que celui de quelques lampes.

Ayant remarqué qu'une forte compresse stérilisée, montée sur une pince longuette, *obstruait l'orifice veineux*, et arrêtait l'écoulement du sang, nous résolûmes de pratiquer *un tamponnement*. On plaça deux gros drains, profondément, puisque dans l'arrière cavité des épiploons, et par dessus, avec une pièce entière de gaze iodoformée de 5 mètres, nous établissons *une compression soigneusement faite*. D'après la profondeur, le siège et l'abondance de l'hémorrhagie derrière l'estomac, il nous semble que la veine ouverte, ne pouvait être autre que *la veine splénique*.

Les suites opératoires furent heureuses. Peu à peu le blessé revint à lui, quoique d'une faiblesse extrême. Injections de sérum. *Diète absolue, même hydrique*. On le soutient par des lavements alimentaires. Les drains, les jours suivants, ne laissèrent couler qu'un peu de sérosité sanguinolente.

Quand, vers la troisième semaine, on voulut essayer d'un peu d'alimentation *par l'estomac*, on lui donna du *lait*. Mais celui-ci s'écoula en abondance, par les tubes de drainage, dans le pansement.

Il y avait donc eu, en même temps que la déchirure de la la veine, *une rupture de la partie postérieure de l'estomac*.

On reprit l'alimentation rectale, et on ne donna plus rien par l'estomac.

Malgré ce double traumatisme, les choses s'arrangèrent; *il n'y eut pas de fistule gastrique*. Le blessé guérit complètement, sans aucune infirmité; et, depuis cinq ans, il a repris brillamment la carrière militaire.

Ce fait méritait d'être rapporté, à propos de la *chirurgie des veines* : il montre que, dans les traumatismes de l'abdomen, si fréquents dans la cavalerie, *en cas d'hémorrhagie veineuse*, même par lésion d'un gros vaisseau, faute de mieux, le *tamponnement bien fait peut suffire.*

PSEUDARTHROSE FLOTTANTE DE LA JAMBE
SUTURES PERPENDICULAIRES
GUÉRISON

Malgré les progrès de la chirurgie aseptique, les **pseudar-throses** vraies, anciennes, ballantes de la jambe, sont d'une cure difficile. C'est ce qui m'a engagé à vous communiquer l'observation suivante, où le résultat obtenu a été tout à fait satisfaisant, malgré de sérieuses difficultés.

OBSERVATION

Le nommé Florent Bad..., homme obèse (il pèse 100 kilogr.), et de petite taille, entre dans mon service, à l'Hôpital de la Cha-rité, au commencement de juillet 1905, pour une *fracture ouverte, comminutive, non consolidée de la jambe gauche.*

Il était tombé d'une échelle, un an auparavant (juillet 1904), et s'était cassé la jambe, l'os sortant d'une grande longueur, par une large plaie. On lui aurait réséqué six centimètres de l'os exposé, pour pouvoir réduire. Puis, on le mit dans un premier appareil plâtré. Il y resta 40 jours : et, quand on l'enleva, il n'y avait aucune trace de consolidation. Deuxième appareil plâtré, qu'on laisse le même laps de temps, sans résultat. De la même façon, on mit et on laissa en place un troisième et un quatrième appareil plâtré, jusqu'à ce qu'enfin, en désespoir de cause, on l'envoyât dans notre service.

A l'*examen*, on constate que *la jambe gauche* est raccourcie de

6 centimètres; et, dans sa partie moyenne, la peau a changé d'aspect. Elle est très mince, bleuâtre, violacée, cicatricielle ; on y constate une fistule, qui suinte une sérosité trouble. — En soulevant le pied, mobilité anormale de la jambe : le membre se courbe comme une pièce de caoutchouc, et sa partie inférieure arrive à former un angle obtus, presque droit, avec le reste du membre; il y a donc solution de continuité, à la fois, du tibia et du péroné.

Pas de frottements, ni de crépitation. Aucune douleur, ni spontanée, ni communiquée. *L'impotence fonctionnelle est absolue;* et, pour marcher, le malade s'appuie sur deux béquilles, la jambe malade ne reposant pas sur le sol. La solution de continuité occupe la jambe, un peu au-dessous de sa partie moyenne.

On conclut à l'existence d'une PSEUDARTHROSE FLOTTANTE, due à l'interposition d'un lambeau de tissu fibreux ou musculaire, ou d'un fragment osseux, sans que d'ailleurs on puisse préciser.

Par la palpation, on sent mal les extrémités osseuses ; et, il n'apparaît pas qu'il y ait hypertrophie du cal, ou plutôt il semble que celui-ci n'existe pas : c'est à peine si on sent un épaississement général des tissus interposés.

On se décide à pratiquer la *résection*, ou mieux *l'avivement des extrémités osseuses et leur suture.*

Opération le 11 juillet 1905.

A) Une longue incision verticale est pratiquée sur *la face antérieure du tibia*, et le périoste décollé à la rugine de chaque côté, de manière à découvrir l'os et la solution de continuité. Une seconde incision, de même étendue, est faite sur la face antérieure du péroné, qui met également à nu la partie inférieure de son fragment supérieur. — Mais, par ces deux incisions, on découvre mal les extrémités des *fragments inférieurs* des deux os ; la rugine les dépouille difficilement, et ne peut aisément les contourner.

B) On se décide alors à réunir les deux incisions verticales, à leur partie moyenne, par une incision transversale qui comprend tous les muscles de l'espace interosseux. On obtient ainsi deux lambeaux, un supérieur et un inférieur, qu'on dissèque, jusqu'à l'aponévrose interosseuse, et qu'on relève avec des pinces

de Museux. Le jour devient alors suffisant, pour la dénudation
des extrémités osseuses, qui se présentent bientôt sous l'aspect
de la figure ci-dessous. *(Fig. I).*

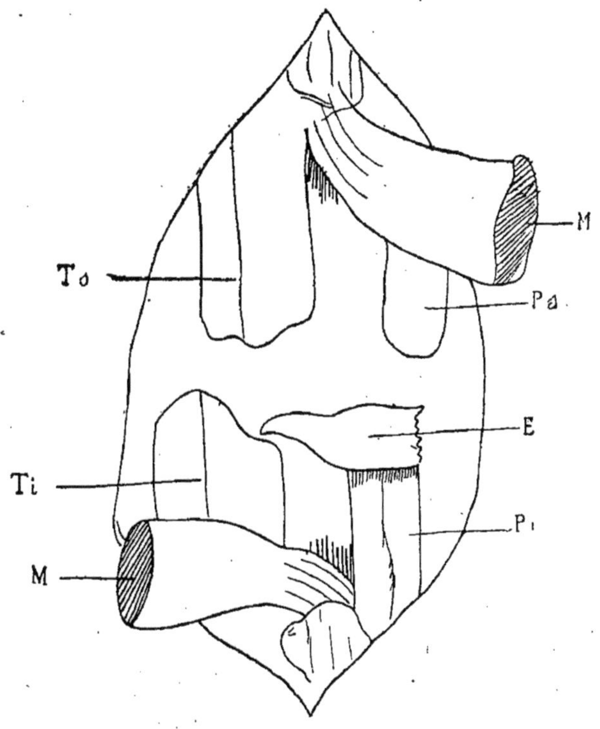

FIGURE I.

Disposition des fragments du tibia et du péroné, et esquille, soudée en
chapiteau, au péroné. — Ts, Ti, Fragments supérieur et inférieur du
tibia. — Ps, Pi, Fragments supérieur et inférieur du péroné. —
E, Esquille soudée au péroné. — MM, Lambeaux musculaires
détachés de l'espace intérosseux.

Les *extrémités inférieures* des deux *fragments supérieurs* (tibia
et péroné) sont libres, flottantes, sans traces de cal, comme
érodées et usées à leur partie inférieure.

Les *extrémités supérieures* des *fragments inférieurs* sont dans
le même état d'atrophie, à une distance d'environ 5 centimètres
au-dessous, le fragment inférieur du tibia dévié en dedans selon

l'épaisseur, et le fragment du péroné déplacé dans le même sens.

Mais, sur ce dernier et, en partie sur le fragment voisin du tibia, existe une *grosse esquille*, de 3 à 4 centimètres, soudée à l'un et l'autre, d'une manière solide, à direction transversale (voir figure I). — Vu son volume et son aspect, il ne peut s'agir que d'une portion fragmentaire du tibia, qui, laissée en place, s'est soudée aux deux os, principalement au péroné, qu'elle recouvre comme un *chapiteau*. — Nous reproduisons le croquis, pris au moment de l'opération. *(Fig. I)*.

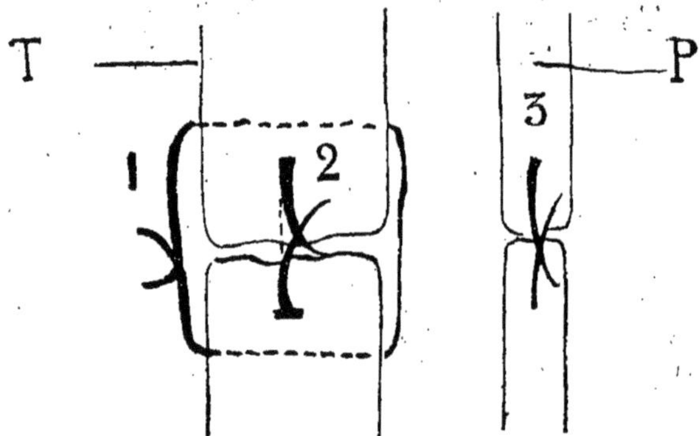

FIGURE II.

Disposition des sutures métalliques. — T, Tibia. — P, Péroné. — 1, Suture transversale du tibia, à distance. — 2, Suture antéro-postérieure du tibia, ou rapprochée, dont le plan est perpendiculaire à celui de la première. — 3, Suture unique du péroné.

C) A l'aide de quelques coups de ciseau de Macewen, on fait sauter l'esquille adhérente au péroné. — Puis, successivement, en les soulevant sur un écarteur après les avoir dénudés, on avive à la scie les extrémités des quatre fragments osseux, en réséquant une très petite portion de quelques millimètres d'épaisseur. — Puis, avec le perforateur à manivelle de Collin, nous pratiquons des trous, destinés à passer de très forts fils d'argent.

Sur les fragments du tibia, quatre trous sont faits, de manière à placer *deux sutures*, l'une dans le *plan transversal*, l'autre dans le *plan vertical* (voir figure II). Un aide repousse et remonte le

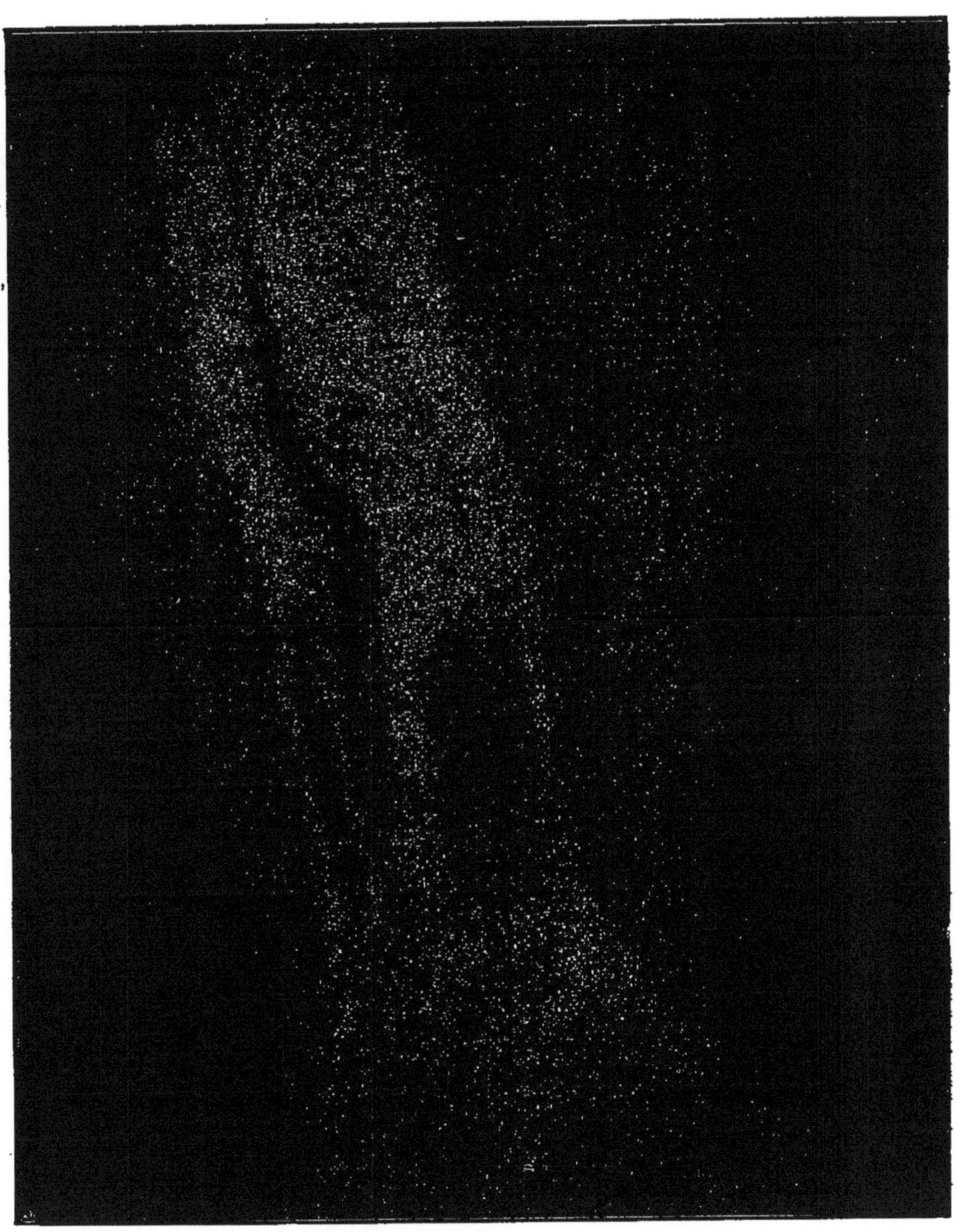

Radiographie de la soudure du tibia et du péroné,
après l'ablation des fils métalliques.

pied et l'extrémité inférieure de la jambe, de manière à ce que les fragments du tibia prennent contact, et les fils sont solidement tordus.

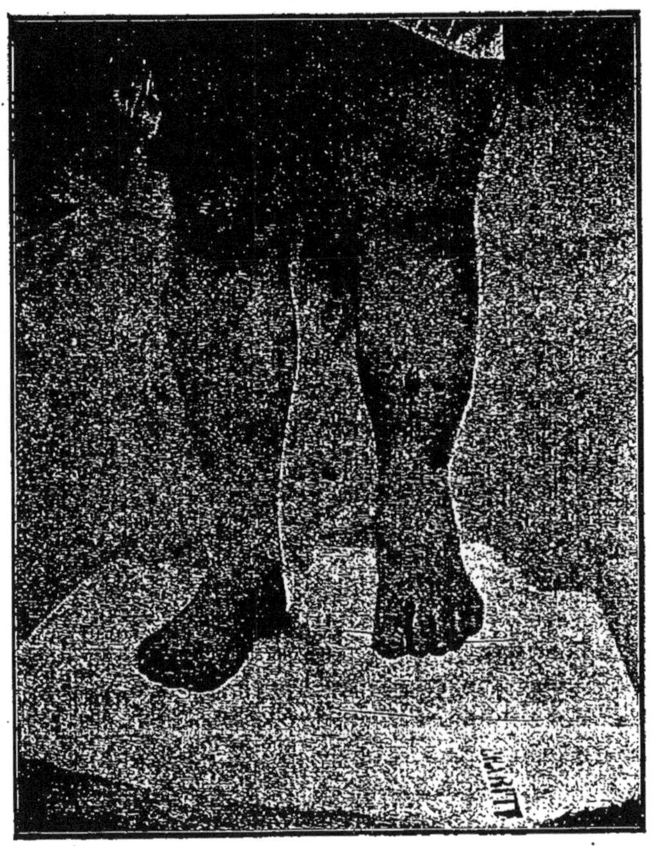

FIGURE IV.

Photographie après guérison complète.
(Due à M. Besson).

Sur le péroné, on fait une *unique suture*, dans le plan vertical.

D) Une contre-ouverture est pratiquée à la face postérieure du mollet, et un gros drain traverse d'avant en arrière l'espace interosseux. Puis, les deux lambeaux cutanéo-musculaires de l'espace interosseux, sont rabattus et réunis par une suture profonde au catgut, à points séparés, coaptant exactement les surfaces musculaires sectionnées. Pansement à l'aide d'un lit circonférenciel de gaze iodoformée, et d'ouate stérilisée, le tout maintenu par une bande de gaze souple. Gouttière plâtrée emboîtant le pied, et remontant jusqu'au tiers moyen de la cuisse. — Durée de l'opération : 1 heure.

Les *suites opératoires* sont bonnes,. sans fièvre, ni complications. Après trois semaines, on enlève le pansement, et on remet un appareil plâtré semblable au premier. Celui-ci est laissé en place pendant deux mois.

En octobre, il existait un commencement de consolidation ; les fragments, maintenus en contact par les sutures, étaient peu mobiles. Nous plaçons un nouveau pansement ; un gros appareil ouaté silicaté, soutenu par des attelles incluses, et nous renvoyons le malade chez lui.

Il revient en février 1906 ; et, à ce moment, la *consolidation est complète, absolue.* On enlève les fils d'argent, et on met un appareil léger, silicaté.

La *radiographie* montre que : la *soudure des os est parfaite.* (Voy. fig. III, due à M. Sablé, interne).

Le blessé devra exercer son membre, et s'appuyer sur lui dans la marche.

Le 12 juin 1906, Florent revient dans le service, sans appareil. Il est complètement guéri. (Voyez fig. IV.) La jambe a une direction normale, et le pied est dans une bonne position. Il marche aisément, sans béquilles et sans canne. Le raccourcissement du membre est le même qu'avant l'opération, 6 centimètres. Il est compensé par une chaussure appropriée.

Aujourd'hui, il peut marcher, courir, chasser.

*⁎
⁎ ⁎*

En présence du cas soumis à notre observation et à nos soins, trois questions importantes étaient à résoudre :

1° *A quelle variété de pseudarthrose avions-nous affaire ?*

2° *Quelle en était la cause ?*

3º *Quelle méthode de traitement convenait-il d'adopter ?*

Evidemment, il ne s'agissait pas d'une *pseudarthrose synoviale ou diarthrose ;* car, les mouvements anormaux étaient trop étendus, trop faciles ; et il n'y avait pas de frottements.

Comme dans les *pseudarthroses fibreuses,* le segment inférieur de la jambe se pliait sur le supérieur, ainsi qu'une courroie de cuir, un morceau de caoutchouc ; mais, les mouvements étaient si étendus, si lâches, qu'on pouvait songer à une *pseudarthrose flottante.*

Cette supposition était d'autant plus plausible, qu'*il y avait eu une large résection,* et que le blessé nous présentait le fragment enlevé d'une longueur de 5 à 6 centimètres. — Pour ces raisons, on pouvait même admettre, qu'il existait un *écartement prononcé* entre les fragments. Le péroné était brisé, et on ne pouvait accuser son intégrité de maintenir l'écartement.

Quelle en était donc la cause?

Une interposition d'un fragment musculaire, fibreux, osseux?

Tillaux prétend que la cause *la plus fréquente* des pseudarthroses, *presque l'unique,* est l'interposition d'un *fragment musculaire,* et Ollier indique que celle-ci peut être primitive ou consécutive. Le faisceau interposé, parfois volumineux, d'abord par ses contractions, mobilise constamment les fragments ; puis, se transforme en un ligament fibreux, épaissi, dur, soudé au périoste des fragments...

Nous ne pouvions éloigner absolument cette cause, ni celle même de l'interposition d'un *fragment osseux,* bien qu'au dire du malade, on eut extirpé de nombreuses esquilles. Il était peu probable, cependant, qu'on en eut laissé quelqu'une, puisque la plaie était vaste, et la région traumatisée grandement ouverte.

Nous avions admis, en définitive, que la véritable cause du défaut de consolidation osseuse, était la *perte de substance considérable*, produite par la résection étendue de l'extrémité inférieure du tibia, accusée encore, à l'heure présente, par le raccourcissement très prononcé du membre.

Pourtant, cette conclusion était erronée, ainsi que le démontra, plus tard, l'opération. *Il y avait eu interposition d'un fragment osseux,* soudé aux fragments inférieurs du péroné et du tibia.....

Il existe, d'ailleurs, bien des faits cliniques, où malgré une résection étendue du tibia, la soudure a pu se faire par rapprochement forcé des deux fragments, par refoulement de la partie inférieure de la jambe et du pied vers la partie supérieure, et immobilisation prolongée.

***
** **

La *méthode de traitement* applicable ne pouvait appartenir *aux moyens d'excitation du cal*, tels que l'électrisation, l'acupuncture, le massage, etc... La mobilité excessive des fragments ne permettait pas d'y penser. — Après quatre tentatives infructueuses et prolongées, une nouvelle immobilisation dans les appareils apparaissait tout à fait insuffisante.

Aussi nous décidâmes-nous, sans hésitation, pour une intervention sanglante, — et, parmi les divers procédés, la *résection parcimonieuse avec une* SOLIDE SUTURE OSSEUSE, nous parut la meilleure.

Mais, une objection se présentait. Ne pouvions-nous pas diminuer l'étendue du raccourcissement, par *l'enchevillement, l'autoplastie osseuse,* etc ?...

Wolf et Moeller ont obtenu des succès de ce genre : le premier, avec une autoplastie par glissement ; le second, par *l'interposition* interfragmentaire d'un lambeau ostéo-périostique, taillé aux dépens du fragment inférieur...

Vallas a réussi en plaçant entre les fragments de fins *copeaux osseux*, taillés aux dépens du fragment supérieur.

Hahn, Curtis, ont obtenu une consolidation, en introduisant le fragment inférieur du péroné dans le canal médullaire du fragment supérieur du tibia (1).

Grosse de Halle, chez une petite fille de 10 ans, implanta un fragment de tibia d'adulte long de 5 centimètres, stérilisé dans de l'eau bouillante, et obtint la consolidation au bout d'un an (2).

Dans quelques cas, le *péronné resté intact*, trop long, ne permet pas le rapprochement des fragments tibiaux : on est obligé de l'*ostéotomiser* ou de le *réséquer* (cas de Franck). On pourrait alors greffer le fragment séparé du péroné entre les deux extrémités du tibia, pour combler leur écartement et obtenir une plus grande longueur du membre.

Tous ces *procédés de perfectionnement* nous parurent inapplicables, étant donnés *la complexité des lésions osseuses et cutanées*, et *le grand écartement*. Nous pensâmes qu'il serait toujours facile de corriger le raccourcissement par des moyens orthopédiques, et qu'il valait mieux chercher une LARGE COAPTATION, BIEN SOLIDE.

Le *procédé de fixation* des fragments n'était pas moins important à considérer. Les procédés de ligature ou de suture en spirale, de Hennequin, de Wille, ou en cadre, de Dollinger ou de Legueu, n'étaient pas applicables, en raison du grand écartement des fragments.

L'*enchevillement*, l'*enclavement* ou l'*engainement* de Senn étaient des procédés plus difficiles et plus incertains, *qu'une suture bien faite*.

Précisément, nous pensons être redevable de notre bonne réussite, à la modification apportée à la *suture classique*, qui est généralement *unique* sur chacun des deux os. —

---

(1) In LE DENTU. Pathol. chir.
(2) *Rev. de Chirurgie*, 1900, p. 601.

Nous avons, sur le tibia, fait *deux sutures verticales*, l'une selon le plan antéro-postérieur de l'os ; l'autre, selon le plan transversal, avec de forts fils d'argent d'un millimètre de diamètre, ne permettant *aucun fléchissement* des fragments.

Nous nous estimons d'autant plus heureux du succès que d'après Rieffel : « Malgré les progrès accomplis, la résection et suture des fragments, quoique la méthode thérapeutique par excellence des pseudarthroses, reste une intervention souvent difficile, longue et délicate ; et, d'autre part, elle n'est pas infaillible dans ses effets, puisqu'elle est impuissante, même plusieurs fois répétée, dans *un tiers* de toutes les absences de consolidation. »

OTORRHÉE ANCIENNE

Séquestre sous-dure-mérien ; Évidement pétro-mastoïdien ;
Paralysie faciale croisée ; Trépanation crânienne ; Abcès du lobe temporal ;
Guérison opératoire ; Méningite tuberculeuse ; Mort [1]

Les affections de l'oreille méritent toujours de retenir
l'attention du médecin ; car, cet appareil sensoriel joue un
rôle très important dans l'existence de l'homme, à la fois
comme organe de la vie de relation, et comme organe servant
au développement intellectuel de l'individu. On a dit, avec
raison, que l'oreille était un sens plus intellectuel que l'œil.
Pour s'en convaincre, il suffit de considérer des sourds et des
aveugles : les premiers sont bien plus isolés au milieu de
leurs semblables que les seconds, parce qu'ils sont privés
des avantages incessants de la conversation ; le plus habi-
tuellement, le sourd est triste, replié sur lui-même, peu
sociable. Enfin, dans les établissements spéciaux, règle générale, on réalise un développement beaucoup plus facile et on
obtient des résultats bien plus complets chez les aveugles
que chez les sourds. Mais nous voulons insister particulièrement, au point de vue pathologique, sur les dangers d'une
otite suppurée. Deux cas se rencontrent ordinairement : ou
bien l'otite s'installe à grand fracas avec douleurs atroces
et le patient se fait soigner ; ou bien, un beau jour, le malade
s'aperçoit que son oreiller est humide, il constate à sa grande

---

(1) En collaboration avec le professeur Lavrand.

surprise, qu'il y a du pus dans son conduit; la suppuration s'est produite sans crier gare. Cette dernière forme reste le plus souvent sans soins médicaux, car elle gêne peu le sujet, et puis, quelquefois, le médecin néglige ce petit suintement qu'il juge sans importance; fréquemment quelqu'un dans l'entourage déclare doctement qu'il ne faut jamais laisser toucher à son oreille, et puis, dit-on encore, le mal pourrait se porter ailleurs.

Cette conduite se trouve parfois bien sévèrement punie.

Pourquoi ne pas traiter l'oreille malade comme tout autre organe souffrant? Nous avons vu l'importance considérable de la fonction auditive. Et puis, sa situation profonde dans une cavité osseuse entourée de cellules nombreuses, son voisinage de gros vaisseaux et du nerf facial, enfin ses rapports intimes, on peut dire, avec la cavité crânienne, donnent aux affections microbiennes de la cavité tympanique une valeur redoutable, par les propagations toujours possibles. Un auriste a écrit que tout individu atteint d'otite moyenne suppurée porte avec lui un germe de mort. Il n'y a là aucune exagération; chaque année nous voyons des complications graves survenir chez des otorrhéiques, quelques mois, quelques années, après le début d'une otite suppurée; il peut s'écouler dix ans, vingt ans, quarante ans, depuis l'apparition d'une otorrhée et l'éclosion des accidents graves, parfois mortels. Nous ne saurions mieux faire que de comparer avec les méfaits d'une ancienne blennorrhagie incomplètement guérie: à 60 ans, on peut mourir d'accidents urinaires, cystite ou néphrite, consécutives à un rétrécissement de l'urètre, séquelle d'une blennorrhagie mal soignée à 18 ou 20 ans.

OBSERVATION

En septembre 1905, nous voyons Sœur V..., de Loos, âgée de 56 ans, pour des douleurs dans l'oreille droite. Il s'agissait d'un réveil d'une otorrhée ancienne remontant, comme début, à la première enfance. Cinq ou six ans auparavant, nous l'avions soignée pour des douleurs violentes occasionnées par des points d'ostéite avec productions polypeuses dans la caisse.

Depuis lors, l'oreille, grâce à des précautions antiseptiques, n'avait plus tourmenté la malade. Cependant, la santé générale avait toujours été faible et, en 1904, il s'était produit une poussée tuberculeuse au sommet d'un poumon. Des soins énergiques avaient pu enrayer le mal, et la santé était revenue en apparence dans le même état qu'auparavant.

La petite poussée de septembre dernier s'était calmée rapidement, et nous n'avions plus examiné la malade jusqu'au 1er décembre.

Ce jour-là, elle vient nous accuser la réapparition de souffrances vives dans l'oreille droite encore. L'état général semble assez fortement déprimé, l'appétit a disparu, cependant nous ne trouvons pas de fièvre. Localement, la lumière du conduit est diminuée par gonflement de la paroi supérieure ; la douleur est intense à ce niveau, spontanée, avec irradiation ; elle s'exagère notablement par la pression. Rien de net en dehors du conduit ; pas de gonflement, pas de douleur spontanée, peu de sensibilité à la pression en haut, non en arrière. Nous pensons à un furoncle du conduit et traitons en conséquence.

La situation dans l'ensemble demeure stationnaire ; les douleurs continuent très vives malgré calmants et résolutifs. Le 3, nous incisons le furoncle sous l'anesthésie au brométhyle ; le fond de l'incision, c'est-à-dire de la paroi, est dénudé du conduit, comme l'indique le stylet explorateur.

Les jours suivants, toujours apyrexie, le pus s'écoule souvent avec difficulté, le soulagement ne se marque pas, malgré que l'ouverture soit maintenue béante.

Les souffrances continuent avec des alternatives sans modification apparente ; enfin le 19 décembre, la pression au niveau de l'antre mastoïdien révèle une douleur en un point fixe. Nous nous décidons, le 20 décembre, malgré l'absence de fièvre, à trépaner et à explorer avec soin le temporal dans la portion du conduit où les accidents ont débuté.

Avec l'aide du Dr Jacquemart, sous le chloroforme, nous ouvrons l'antre dans lequel nous rencontrons du pus sous pression. En rapport avec notre incision première dans le conduit, nous trouvons un séquestre du volume d'un gros noyau de cerise ; il comprenait toute l'épaisseur du rocher en ce point, et allait jusqu'à la dure-mère. Ne découvrant rien d'anormal, ni sous la dure-mère, ni plus profondément, nous en restons là.

Suites opératoires normales. Mais le mieux n'apparaît pas franchement; la nuit, le sommeil est fréquemment troublé par des crises douloureuses mal précisées. La peau du voisinage de la plaie opératoire présente une sensibilité exagérée.

Le 25 au matin, nous apprenons que la nuit a été agitée, que la malade a parlé beaucoup. Les traits de la face qui nous avaient paru frappés d'une légère asymétrie depuis la veille, attirent davantage notre attention ; lorsque la patiente parle, cette dyssymétrie s'accentue : il y avait une parésie nette de la moitié gauche de la face, territoire du facial inférieur, c'est-à-dire côté opposé à la lésion auriculaire, donc d'origine centrale.

Nous voyons la malade avec le professeur Duret.

Opération par le Dr Duret

Le 25 décembre 1905, nous fûmes appelé par notre collègue, le Dr Lavrand, pour examiner, avec lui, la Sœur V..., à laquelle il avait antérieurement fait un *évidement antro-mastoïdien* pour une suppuration, consécutive à une ancienne otite suppurée : nous recherchâmes, ensemble, s'il y a avait lieu à intervention. L'état général, la persistance de l'élévation thermique, malgré l'amélioration locale, une céphalée intense fronto-latérale, et une sorte de torpeur et d'asthénie cérébrale avaient fait soupçonner à notre collègue l'*existence d'un abcès cérébral*.

A l'examen, nous reconnûmes aisément une *parésie faciale* GAUCHE : l'intervention mastoïdienne primitive avait eu lieu *à droite*. Cette parésie n'était évidente que dans les mouvements qui mettaient en jeu la contraction des muscles du visage (le rire, les grimaces, l'action de souffler, etc.)... Au repos, il n'y avait pas de différence dans l'état des deux côtés du visage. Le facial inférieur était surtout atteint : car c'est à peine si on obtient une très légère différence dans l'occlusion des paupières et dans le froncement des sourcils. Dans les autres parties du corps, ni parésies, ni anesthésies. Les globes oculaires avaient les mêmes mouvements des deux côtés. Les contractions pupillaires étaient semblables à droite et à gauche.

Une paralysie faciale ainsi *croisée,* c'est-à-dire, occupant le *côté opposé* à la lésion primitive, ne pourrait être attribuée *qu'à une cause centrale.* Son origine était évidemment dans une *altération du centre moteur facial de l'hémisphère droit.*

Remarquons ici, l'importance du renseignement fourni par la *paralysie faciale croisée,* située à gauche. On sait que les *abcès olitiques* ont deux sièges favoris : le *lobe temporal* correspondant, ou l'*hémisphère cérébelleux.*

Quand la lésion mastoïdienne *est à gauche* et qu'elle a engendré un *abcès temporal,* celui-ci se manifeste ordinairement par des troubles d'*aphasie sensorielle* (amnésie vertale, alexie, agraphie, etc.). Maïs, si la mastoïdite occupe le côté droit, on ne saurait avoir la même symptomatologie ; puisque la *zone du langage* n'existe *que dans l'hémisphère gauche.*

Mais le fait que nous observons montrait précisément que lorsque *l'abcès est dans l'hémisphère droit,* si on ne constate pas de troubles du langage, la *présence d'une paralysie faciale croisée peut avoir la même valeur localisatrice.*

Il fallait toutefois se garder de conclure à la présence de cet abcès dans le *centre facial* ou *rolandique* de l'hémisphère droit : par compression de voisinage, un *abcès temporal* (siège le plus fréquent dans les abcès olitiques), pouvait produire le même symptôme révélateur ; et cela, d'autant plus que *la parésie faciale était bien peu accentuée.*

D'ailleurs, dans l'état actuel de la technique chirurgicale crâno-cérébrale, il était facile et indiqué de faire une ouverture large, qui permit l'exploration aisée des centres incriminés.

Ainsi procédâmes-nous.

A l'aide des fraises de Doyen et de la scie de Gigli, nous taillâmes une *valve ostéo-cutanée* dans la région temporale droite, dont la pédicule était dans la fosse temporale, pré-auriculaire, exactement au-dessus de l'arcade zygomatique. Son diamètre antéro-postérieur était de 8 à 9 centimètres ; la partie postérieure de sa circonférence dépassait en arrière la verticale rétro-mastoïdienne, et rejoignait la perte de substance, déjà faite au crâne par l'ouverture de l'antre ; en haut, l'axe vertical du lambeau dépassait de 3 à 4 centimètres le point indiqué par la mensuration, comme étant le siège de l'extrémité inférieure de la *scissure rolandique*.

En d'autres termes, les *centres faciaux supérieur et inférieur* du cortex cérébrale, étant situés normalement de chaque côté de la scissure rolandique, sur la partie tout à fait inférieure des deux circonvolutions frontale et pariétale ascendantes, nous étions assurés, par notre large lambeau, de les mettre largement à découvert, pour une minutieuse exploration. La mensuration et le tracé avaient été faits selon la technique de Poirier.

Lorsque la large valve fut rabattue sur l'oreille, la *dure-mère apparut saine*. Elle fut incisée crucialement, selon les deux grands axes du lambeau.

Rien d'apparent ne fut observé d'abord à la surface de la région cérébrale mise à découvert : les battements encéphaliques étaient normaux, et la vascularisation modérée. La palpation douce avec l'index ne fournit aucune indication.

Avec l'aiguille longue et la seringue, utilisées dans les ponctions rachidiennes, nous fîmes d'abord, à la partie supérieure de la région, dans le siège présumé des centres faciaux, deux ponctions blanches, puis une troisième, un peu plus bas, sans résultat.

Ayant remarqué, toutefois, que sur une surface de largeur d'une pièce de 0,50 centimes, vers la région inférieure, à peu près au niveau de la partie moyenne de la première circonvolution temporale, il existait un aspect anémique, blanc-jaunâtre, de la surface hémisphérique, nous fîmes une quatrième ponction. L'aiguille pénétra à une profondeur de 3 cent. 1/2 à 4 cent., et nous fûmes assez heureux pour ramener, par aspiration, un pus grisâtre et visqueux, qui remplit la seringue à moitié.

Dès lors, le siège exact de l'abcès cérébral était trouvé et repéré. Le long de l'aiguille, et dans la même profondeur, nous glissâmes une sonde cannelée dans la rainure de laquelle vint sourdre deux ou trois gouttelettes du même pus. Sur la sonde, et profondément, nous incisâmes la substance cérébrale sur une largeur de deux centimètres : un drain d'un calibre de 0,06 à 0,07 mm. fut substitué à la sonde. Il ne s'écoula pas de nouvelle quantité de pus. Il n'est pas étonnant que, l'intervention ayant été précoce, la collection intra-cérébrale fût peu volumineuse. Suture lâche au catgut, des quatre lambeaux de la dure-mère. — Résection à la pince-gouge d'une partie de la valve osseuse, de manière à ouvrir passage au drain : d'ailleurs quelques coups de la même pince mirent en communication la brèche crânienne avec la brèche intra-mastoïdienne faite antérieurement, et l'extrémité inférieure du drain intra-cérébral, vint ressortir, par cette brèche mastoïdienne, dans une situation très favorablement déclive.

Un second drain fut placé en avant, entre la dure-mère et la valve osseuse, et vint ressortir à la partie antérieure fronto-temporale. Rebattement et suture du lambeau ostéo-cutané.

Les suites opératoires furent bonnes ; et, les choses marchèrent régulièrement vers la guérison. La plaie était totalement cicatrisée vers le commencement de la *quatrième semaine*. En raison de la large perte de substance faite systématiquement à la valve osseuse, dans la partie moyenne et postérieure de la fosse temporale, on voyait sous les téguments, et sur l'étendue d'une pièce de deux francs, *les battements cérébraux soulever la peau*. — La paralysie faciale marcha progressivement vers une disparition complète.

Nous pouvions donc espérer une guérison définitive et complète quand, vers la cinquième semaine, survint un état de torpeur cérébrale et une céphalée intense, avec élévation de température. Nous crûmes à des accidents de rétention sous le lambeau, et, nous fîmes une ponction, puis une incision de la peau et des parties profondes, dans la région où s'observaient les battements cérébraux : nous débridâmes profondément sur la sonde cannelée, jusqu'en pleine substance cérébrale ; il ne s'écoula qu'un peu de sang, résultant de l'incision et de l'ouverture d'une artériole du cortex, qui fut liée.

Ce n'étaient pas là, d'ailleurs, des accidents de rétention : et, les jours suivants, l'immobilité des pupilles, l'augmentation de la torpeur cérébrale, l'apparition des contractures et de convulsions vinrent nous démontrer qu'il s'agissait d'une *méningite généralisée,* qui eût, d'ailleurs, toutes les allures d'une *méningite tuberculeuse.* Nous en fûmes peu surpris, étant donnés les antécédents thoraciques de notre malade.